AF586176

ESSAI

N° 190.

SUR

LA NATURE ET LE SIÉGE DE LA FIÈVRE

DITE ESSENTIELLE INFLAMMATOIRE;

THÈSE

Présentée et soutenue à la Faculté de Médecine de Paris, le 14 août 1822,

PAR PAUL REIS,

DOCTEUR EN MÉDECINE;

Bachelier ès-lettres; Chirurgien à l'Hôpital militaire d'instruction de Paris, au Val-de-Grâce.

Febris certorum potiùs morborum umbra, quàm ipse morbus est.

FRANCK, *Epitome*, t. 2.

A PARIS,

DE L'IMPRIMERIE DE DIDOT LE JEUNE,

Imprimeur de la Faculté de Médecine, rue des Maçons-Sorbonne, n.° 13.

1822.

— 2 —

A MON PÈRE.

LE DOCTEUR **REIS**,

MON PREMIER MAÎTRE, ET MON GUIDE DANS LA PRATIQUE DIFFICILE DE L'ART DE GUÉRIR.

A MONSIEUR

LE DOCTEUR **NICOD**,

Chirurgien du Roi par quartier; Chirurgien en chef de l'hôpital Beaujon, etc., etc.

Veuillez, monsieur, me prodiguer toujours vos soins et vos conseils, et recevez ce faible témoignage de la reconnaissance que je vous dois pour l'intérêt et l'amitié dont vous voulez bien m'honorer.

P. REIS.

ESSAI

SUR

LA NATURE ET LE SIÉGE DE LA FIÈVRE

DITE ESSENTIELLE INFLAMMATOIRE.

Considérations générales.

On désigne sous le nom de *fièvre*, dans l'acception la plus étendue de ce mot, l'accélération du cours du sang produite par celle des contractions du cœur, avec augmentation de la calorification. Mais si ce trouble léger suffit, à la rigueur, quand il est permanent, pour caractériser l'état de fièvre, il est bon d'ajouter qu'il s'accompagne la plupart du temps de la lésion d'une ou de plusieurs des fonctions principales : cette condition est même essentielle pour que la fièvre soit regardée comme un état maladif. En effet, une marche rapide, le travail de la digestion, une émotion vive, quoique produisant l'accélération de la respiration, ne sont point regardées comme causes de maladies, tant que cette fièvre n'est pas accompagnée et entretenue par d'autres accidens durables, tels que de la courbature, de la céphalalgie, des convulsions, etc.

En observant que l'économie tout entière participe à l'état de malaise qui la caractérise, on peut bien dire que la fièvre est une maladie générale; mais si l'analyse nous fait découvrir que le trouble, né sur un point peu étendu de l'économie, s'est propagé, par la voie des sympathies, d'un seul organe à ceux qui lui sont liés par les rapports les plus directs; si, dans les cas les plus simples, l'affection première une fois détruite, les affections secondaires cèdent bientôt et spontanément; si enfin on convient avec M. le professeur *Richerand* (Nouveaux élémens de physiologie) que « c'est toujours de l'affection isolée d'un organe ou d'un système d'organes que naissent, « par voie d'association, les maladies qu'on nomme *générales* », n'est-il pas convenable de rechercher quel est ce premier organe affecté, et de le regarder comme le siége de la maladie, dont les autres lésions seront les effets, les symptômes ou les complications?

Les médecins de tous les temps ont appliqué ces considérations au grand nombre de fièvres qui se sont présentées à leur observation. Dans beaucoup de cas, il leur a été très-facile de reconnaître l'organe siége de l'affection première, et ils n'ont eu garde alors de méconnaître en elle la cause de la fièvre; mais, dans beaucoup d'occasions, ils n'ont pas su discerner, au milieu du désordre général, la lésion principale de celles qu'elle amenait à sa suite. De là leur est venue l'idée de distinguer les fièvres en *primitives* ou *essentielles*, et en *secondaires* ou *sympathiques* : celles-ci figurent à peine dans le tableau des maladies qu'elles accompagnent, tandis que les autres occupent la première place dans les nosologies les plus estimées.

On peut appeler du nom de *fièvre inflammatoire* le trouble sympathique de la circulation, en ce sens qu'il accompagne ordinairement l'inflammation particulière d'un tissu. On peut aussi l'appeler *fièvre simple*, par opposition aux cas où le trouble de la circulation est accompagné de celui d'une autre fonction, puisque les symptômes qui surviennent alors servent, pour peu qu'ils aient d'intensité, à caractériser d'autres espèces de fièvres qu'on désigne autrement.

En effet, les fièvres regardées comme essentielles ont été divisées par M. le professeur *Pinel* en autant de groupes que la diversité des symptômes lui a semblé l'exiger. C'est ainsi que son premier ordre renferme les fièvres caractérisées par un pouls plein, fort, fréquent ; par la rougeur de la face et des yeux, etc. ; tandis que le second comprend celles où dominent les symptômes tirés de l'état des voies digestives, tels que nausées, vomissemens de matières bilieuses, enduit jaunâtre de la langue, goût amer, sensibilité de l'épigastre, etc. Dans ses autres ordres, on trouve la fièvre *muqueuse* ou *adéno-méningée*, *putride* ou *adynamique*, *maligne* ou *ataxique*, *adéno-nerveuse* ou *pestilentielle*.

On voit que la classe des fièvres comprend un grand nombre de maladies, et les maladies les plus fréquentes, puisqu'elles compliquent souvent celles d'ordres différens. Aussi me bornerai-je, dans cet essai, à quelques considérations sur la nature et le siége du premier ordre de fièvres ; ce qui me conduira d'ailleurs à développer mon opinion sur celles des ordres suivans.

Synonymie et définition.

La fièvre inflammatoire a été successivement nommée *synochus imputris* par Gallien ; *synocha simplex* et *acuta sanguinea*, par Hoffmann ; *febris continens, vel synocha*, par Stahl ; *febris inflammatoria*, par Stoll, etc. ; *synocha*, par Sauvages, Cullen, etc. ; enfin, *fièvre angioténique*, par M. le professeur *Pinel*. Elle consiste dans un état de pyrexie ordinairement continu et sans rémission, dont l'invasion est subite, et caractérisé par un pouls plein, fort et fréquent ; par une chaleur douce répandue sur toute la surface du corps ; par la rougeur et le gonflement douloureux de la face et des yeux.

Causes.

Les causes de la fièvre inflammatoire sont : la jeunesse, l'âge adulte, le tempérament sanguin, la pléthore, états de l'économie qui prédisposent à cette maladie, aussi-bien que la saison du printemps, de l'hiver, un été bien sec ; l'habitation dans un climat exposé au nord, etc. Néanmoins on la voit survenir dans toutes les saisons, et attaquer des sujets qui ne paraissent avoir été soumis à aucune de ces causes prédisposantes.

Elle peut être due à une insolation prolongée, à une course à cheval contre le vent ; à tous les exercices pénibles et de longue durée ; à des excès de table, l'abus du vin, des liqueurs alcoholiques ; à la suppression d'une hémorrhagie, d'une saignée habituelles, d'une inflammation cutanée, d'un exutoire; à un violent accès de colère, etc. ; enfin elle peut survenir à la suite d'une *blessure grave*, d'une *amputation*, etc.

Quoique la plupart de ces causes n'aient d'action que sur chaque sujet qui s'y expose en particulier, et que, par conséquent, la maladie soit le plus souvent sporadique, on rapporte pourtant plusieurs observations qui prouvent qu'elle peut régner épidémiquement. (*Hoffmann*, *Stoll*, Ephér., année 1779.) M. *Navières* a observé dans une petite commune auprès de Mantes, durant l'automne de 1802, une épidémie de cette sorte qui s'est montrée bien bénigne, puisque, parmi le grand nombre de malades qu'il a traités, il n'en a perdu que quatre, et encore attribue-t-il cette terminaison funeste à l'indocilité de ces individus.

Début et symptômes.

Précédée de lassitude spontanée, de malaise et de pesanteur générale, la fièvre inflammatoire débute le plus souvent le matin, d'une manière subite, par un frisson vif et court, suivi d'une chaleur douce au toucher. Le malade est pris de soif vive, de dégoût pour les alimens, surtout ceux tirés des substances animales ; la langue est blanche au milieu, rouge à la pointe et sur les côtés, présentant quelquefois cette couleur sur toute sa surface (1); les excrétions al-

(1) D'où vient cette différence de couleur entre les diverses parties de la langue? J'ai d'abord été tenté de l'attribuer au contact des dents avec les bords de

vines sont sèches, rares, ou totalement supprimées; l'urine est peu abondante, foncée en couleur, puis chargée d'un sédiment blanchâtre: la respiration est chaude, accélérée; le pouls plein, fort, dur et fréquent; la peau chaude, humide, gonflée, principalement à la face. Il est à remarquer que c'est à la tête que semblent se rassembler les symptômes les plus violens; en effet, le malade se plaint de chaleur et de douleur à cette partie; il est livré à une somnolence qui le fatigue beaucoup; il croit voir des corps rouges, brillans, enflammés, voltiger sans cesse au-devant de lui; il est pris d'éblouissemens, de vertiges; les yeux sont gonflés, rouges, larmoyans, sensibles; l'odorat est rendu nul par le dessèchement de la membrane pituitaire; enfin les artères chargées de transmettre le sang à la tête, les carotides, les temporales, offrent des battemens très-développés.

Marche et terminaison.

Ces symptômes, plus marqués au milieu de la maladie qu'à son début, décroissent successivement, et à mesure qu'elle approche de sa terminaison, qui arrive, pour l'ordinaire, à la suite d'une évacuation sanguine, naturelle ou provoquée par l'art. La durée de la

---

cet organe. On conçoit en effet que, ces os enlevant par le frottement l'enduit muqueux qui couvre les parties qui leur sont contiguës, la rougeur paraisse alors aux bords, le milieu conservant la blancheur de son enduit. Mais on peut opposer à cette hypothèse l'immobilité de la langue dans plusieurs cas où le phénomène qui nous occupe ne laisse pas que d'être observé; d'ailleurs, si, pour imiter l'action que je suppose aux dents, on cherche à enlever les mucosités blanchâtres de la langue, on ne parvient jamais à en débarrasser complètement les villosités de la partie moyenne, qui en paraissent comme imprégnées. La différence d'organisation bien évidente des bords et du milieu de cet organe, la quantité plus abondante sur cette dernière partie de villosités et de papilles, soit qu'elles retiennent seulement cet enduit, soit qu'elles servent même à l'exhaler, expliquent-elles mieux la différence de couleur? Je le pense, sans croire pourtant que la seconde explication ait beaucoup plus de valeur que la première.

fièvre, lorsqu'elle est continue, ce qu'on observe le plus souvent, varie depuis vingt-quatre heures jusqu'à trois, sept, neuf, onze ou quatorze jours. Il est bien rare qu'elle dépasse ce terme sans laisser entrevoir la coexistence d'une phlegmasie qui devrait détromper sur son essentialité, mais qu'on regarde fréquemment comme une complication survenue par hasard, ou par le fait même de la fièvre.

Diagnostic.

Le diagnostic de la fièvre inflammatoire, telle que nous l'avons considérée jusqu'à présent avec les auteurs, n'offre que peu de difficultés, puisqu'il suffit, pour la caractériser, de la présence des symptômes dont nous avons parlé, *sans apparence très-manifeste de phlegmasie*. C'est seulement cette dernière condition qui doit la distinguer de la fièvre traumatique. Néanmoins, dit M. *Pinel* (1), « des « observateurs très-justement estimés (*Forestus, Selle*) ont souvent « confondu la fièvre inflammatoire avec la fièvre symptomatique, « qui précède ou accompagne une pleurésie, une angine, ou toute « autre phlegmasie. »

Je pourrais peut-être, dès à présent, prendre acte de cette observation, et, par une comparaison exacte de la fièvre traumatique avec la fièvre dite *essentielle*, démontrer combien il est difficile, en effet, de distinguer deux maladies identiques en tous points; mais, pour suivre le précepte de Condillac (2), et procéder avec méthode, je crois plus convenable de terminer l'histoire de cette dernière, telle qu'elle est unanimement admise par les auteurs, avant d'entamer la discussion sur des objets sur lesquels tous les médecins sont loin d'être d'accord. Alors j'aurai l'avantage de baser mon opinion sur des faits positifs, avoués de tout le monde; et je justifierai ainsi le choix d'une doctrine qui ne s'appuie que sur l'observation éclairée des faits.

---

(1) Nosogr. philos., p. 17, t. 1.

(2) Il faut, dans l'exposition comme dans la recherche de la vérité, commencer

Prognostic.

La fièvre inflammatoire, lorsqu'elle est simple, c'est-à-dire, sans apparence très-marquée de phlegmasie locale, se termine toujours d'une manière favorable, soit, comme je l'ai dit, par une hémorrhagie, soit par des urines ou des sueurs abondantes. Se manifeste-t-il, au contraire, une congestion vers un organe essentiel, survient-il une hémorrhagie interne excessive, le prognostic devient alors plus fâcheux, et il est urgent de recourir à un traitement plus actif que celui qui aurait été employé dans les circonstances ordinaires.

Traitement.

En effet la maladie, assez bornée pour paraître essentielle, n'exige point ordinairement un grand appareil de secours. L'éloignement des causes, l'abstinence sévère d'alimens, l'administration continuelle de boissons délayantes, mucilagineuses ou acidulées, en un mot, ce qu'on nomme *le régime antiphlogistique*, suffit, dans la plupart des cas, pour rendre le malade à la santé. Souvent, cependant, lorsque les symptômes sont très-alarmans, lorsqu'il survient du délire, comme dans l'état de *fièvre ardente*, ou même lorsque la pléthore est assez prononcée pour donner des craintes, alors on est obligé de joindre aux moyens indiqués, soit une ou plusieurs saignées générales, soit l'application locale et répétée de sangsues aux environs de l'organe menacé d'affection inflammatoire.

Je ne sais jusqu'à quel point est fondé le précepte de s'abstenir de tout traitement actif lorsqu'on peut soupçonner l'apparition d'une évacuation *critique*. Quelque certains que paraissent les signes d'une *crise*, tels que la rougeur des yeux, la pesanteur des tempes, le

---

par les idées les plus faciles et qui viennent immédiatement des sens, et s'élever ensuite par degrés aux idées les plus abstraites et les plus composées.

prurit des narines, le pouls dicrote pour l'épistaxis ; un sentiment de pesanteur dans les lombes et les hypochondres; une sorte d'ardeur vers les parties génitales pour l'urine *critique*, etc., ne peut-on pas observer ces phénomènes lorsque le cerveau, les reins, etc., sont menacés de congestion? Et si le médecin, comptant sur la crise, s'abstient de la saignée, ne peut-il pas en résulter les plus graves inconvéniens? Il est, je l'avoue, des observations de maladies dans lesquelles on a vu la saignée, pratiquée dans ce cas, ne produire aucun soulagement; mais l'hémorrhagie aurait-elle eu lieu? aurait-elle procuré plus d'avantages? Et, en admettant que la *crise* puisse être supprimée par la saignée, celle-ci n'agit-elle pas plus sûrement et avec plus d'efficacité lorsqu'elle est assez copieuse, et que le médecin ne craint pas d'appliquer trop tôt le remède? En résultat, je crois qu'à moins de prévoir une *crise* très-prochaine et susceptible d'améliorer l'état du malade, on devra plutôt compter sur un traitement actif et proportionné à la gravité du mal que d'attendre le salut d'événemens incertains, et qui ne sont point exempts eux-mêmes de danger.

Après avoir terminé ce qui a rapport aux causes, aux symptômes, au traitement de la fièvre inflammatoire, il ne me reste plus qu'à rechercher quels en sont et la nature (1) et le siége. Je crois inutile d'insister sur l'importance de ces deux objets : c'est sur leur connaissance que reposent les bases solides de la pathologie et de la thérapeutique.

---

(1) Connaître la nature d'une maladie, c'est avoir des idées précises sur sa cause immédiate, sur son siége, sur la place qu'elle doit occuper dans un cadre nosologique, sur son mode de formation, sur la manière la plus avantageuse de la traiter, etc.

Nature et siége.

Il s'en faut bien que les auteurs soient d'accord dans les opinions qu'ils ont émises sur la cause immédiate de leur fièvre inflammatoire. En général, il n'est point de classe de maladies qui ait donné lieu à autant de controverses que celle des fièvres. On n'aurait jamais fini, si l'on voulait comparer les théories absurdes et les systèmes contradictoires qui se sont tour à tour disputé la préférence à ce sujet. La nature de la fièvre surtout a donné carrière à l'imagination créatrice d'un grand nombre de médecins, même distingués : les uns l'ont regardée comme un être qu'ils ne cherchaient pas à comprendre, auquel ils supposaient des intentions bénignes ou malignes, et contre lesquels ils dirigeaient des remèdes au hasard ; les autres n'ont vu en elle qu'un effort salutaire de la nature pour repousser du corps une humeur, un principe nuisible, et suivant qu'ils avaient plus ou moins d'audace, ils s'empressaient d'aider ses efforts de leurs moyens actifs, ou bien ils croyaient faire assez en contemplant la lutte et en attendant l'événement.

Que pense-t-on aujourd'hui de « l'épaississement inflammatoire ou morbifique du sang ; d'état morbifique du sang », dont *Grant* et quelques autres parlent sans cesse, sans oser former le moindre doute sur leur réalité ? Que signifie *la diathèse inflammatoire* qui sert comme de mot de ralliement aux disciples de *Boerhaave ?* Sans m'arrêter à ces explications surannées, non plus qu'à celles des mécaniciens et des chimistes, qui attribuaient la maladie dont nous traitons, les uns au frottement trop considérable du sang contre les parois de ses vaisseaux, les autres à la fermentation de ce fluide, ou même à sa suroxygénation (M. *Baumes*, Fondemens de la science méthodique des maladies), je passerai de suite à l'exposition des différentes théories qui se disputent encore aujourd'hui la préférence dans l'opinion des médecins les plus instruits (1).

---

(1) L'analyse chimique du sang nous fait connaître les différens matériaux

Frank, dans le premier livre de son *Epitome de curandis hominum morbis*, prétend avoir trouvé de la rougeur et de l'inflammation dans la tunique interne des artères et des veines de sujets morts de fièvre inflammatoire (1), et l'on est d'abord tenté de croire que M. le professeur *Pinel* embrasse son avis d'après la dénomination d'*angéioténique* (2) qu'il donne à cette maladie. Cependant, de son aveu même, il n'est pas démontré que cet effet soit constant. En effet, quand l'autopsie cadavérique ne prouverait pas combien est rare l'inflammation des vaisseaux qu'on rencontre pourtant quelquefois après les phlegmasies de la plèvre, du poumon, du péricarde, du cœur, et même après celles du péritoine et des voies digestives, comment expliquerait-on l'accélération uniforme et général du cours du sang, en admettant une inflammation plus ou moins étendue des gros troncs ? Ne serait-on pas obligé de reconnaître la propagation ou la

---

immédiats de ce fluide ; on sait qu'il fournit de l'albumine, de la fibrine, un peu de gélatine, du sous-trito-phosphate de fer, de la soude, de l'hydro-chlorate de soude et de potasse, ainsi que des phosphates de soude et de chaux. Suivant *Schwilgué*, il contient en outre une substance extractive qui a quelque analogie avec l'adipocire. Mais la chimie ne fournit pas les moyens d'apprécier les changemens que le sang peut subir, dit-on, dans certaines maladies. Cette science, d'ailleurs si utile, ne peut donc être d'aucun usage dans la recherche de la nature de la fièvre inflammatoire.

La simple inspection du sang tiré des veines et abandonné à lui-même ne nous fournit pas plus de lumières. On peut s'en convaincre par le résultat des expériences tentées sur cet objet par MM. *Deyeux* et *Parmentier*. (Journal de physique et de chimie.)

(1) « In vehementissimis (dit cet auteur) inflammatoriæ naturæ febribus, sub « enormi cordis arteriarumque agitatione, non modò has ipsas, sed venarum « totam compagem, internâ superficie undique profondè rubentes ac inflam- « matas nos primùm conspeximus ; similesque arteriæ, imprimis magnæ « phlogoses partiales, sub iisdem circonstantiis jam pluries ostendimus : quæ « certè arteriosi venosique systematis à certis stimulis ab intùs quidem admotis, « irritabilitatem abundè confirmant. »

(2) Ἀγγεῖον, *vaisseau*, τείνω, *je tends*.

répétition de l'irritation dans le cœur ? Et d'ailleurs, si l'on parvenait à prouver que la fièvre inflammatoire essentielle des auteurs est due à la phlegmasie dont nous parlons, ne devrait-on pas en conclure que la maladie est purement locale ?

Peut-on l'attribuer au système capillaire, à l'état de phlogose ? Ici il est une distinction très-importante à faire. En effet, veut-on parler de l'inflammation générale de ce système, ou bien de son irritation partielle ? En admettant le premier cas, il serait bien étonnant qu'une lésion si étendue fût quelquefois de si courte durée, ou au moins fût assez peu grave pour ne produire qu'une fièvre éphémère ; car les capillaires entrant dans la composition de tous les tissus, et contribuant presque seuls à la formation des plus répandus, tels que la peau, les membranes muqueuses, les parenchymes, je ne saurais, même en idée, séparer leur inflammation des phlegmasies de ces mêmes organes. Or, il est évident que la fièvre existe la plupart du temps sans l'inflammation générale des tissus ; donc il faut en chercher la cause ailleurs que dans cette lésion universelle.

Mais si l'on n'a jamais vu un cas de fièvre où les tissus du corps humain fussent également irrités, peut-on du moins attribuer ce trouble de la circulation à l'irritation partielle des capillaires d'un organe ? Je suis d'autant plus porté à adopter cette opinion que, comme je viens de le dire, je confonds entièrement l'inflammation d'un viscère et celle de ses vaisseaux capillaires.

Je pense donc que la fièvre inflammatoire, aussi-bien que tout autre mouvement fébrile, est toujours accompagnée ou précédée d'une irritation locale qui la fait naître, en réagissant sur le cœur ; et tout porte à croire que ceux qui l'ont observée, indépendamment de cette cause, ne doivent attribuer son absence qu'à la manière vicieuse dont il l'ont recherchée. En effet, on ne doit pas s'attendre à rencontrer dans toutes les phlegmasies, surtout dans celles des organes membraneux, les quatre symptômes de l'inflammation des tissus externes. Chaque organe a son mode d'organisation, de vie, de sensibilité ; de même chaque phlegmasie a ses nuances et ses symptômes particuliers. Les seuls appréciables dans les inflammations de l'intérieur sont : 1.° la lésion des fonctions confiées aux viscères malades ; 2.° les phénomènes sympathiques que ceux-ci font naître dans les viscères susceptibles de répéter leur affection. C'est par l'étude comparée de ces symptômes et des lésions organiques aperçues après la mort, que l'on parvient à bien reconnaître les maladies analogues qui se représentent par la suite. C'est en appliquant ces principes au lit des malades qu'on évite les difficultés et l'obscure incertitude de l'empirisme, et que l'on sent bien tous les avantages de la médecine physiologique.

S'il est vrai que l'agitation fébrile reconnaisse nécessairement pour cause une irritation locale quelconque, il nous reste à voir si la nuance qu'on a nommée *inflammatoire* est due à une phlegmasie particulière, ou si elle survient indistinctement à la suite de toute irritation assez intense pour agir sympathiquement sur le cœur. M. le professeur *Broussais*, qui a jeté un si grand jour sur la pathologie, en apprenant à connaître la vie et les lésions des organes digestifs, M. *Broussais* prétend que l'irritation de l'estomac et des premiers intestins est la cause unique des fièvres essentielles des auteurs, ou plutôt la maladie elle-même exprimée par les symptômes attribués à ces fièvres. Au reste, voici comment il s'exprime dans son Examen des doctrines médicales, au sujet de la fièvre inflammatoire. « Trouve-t-on pendant la vie (chez les individus affectés de « cette maladie) les signes de la phlegmasie de la membrane mu- « queuse des voies digestives? Oui, sans doute : mais, comme ils « n'étaient pas connus des auteurs avant l'époque de la médecine « physiologique, ils les ont énumérés sans s'en douter. Or, ces « signes sont, l'anorexie, la soif, la céphalalgie, les douleurs contu- « sives, et l'inaptitude à l'exercice dans les organes de la locomotion. « En effet, ces signes sont tellement pathognomoniques de l'irrita- « tion prédominante de la membrane muqueuse de l'estomac et des « intestins grêles, que seuls ils peuvent la caractériser ; et que, com-

« binés avec ceux d'une autre maladie, ils nous donnent la certitude « de la coïncidence de celle-ci. »

Comme l'irritation gastrique, assez bornée pour ne point exciter de symptômes plus alarmans, ne saurait conduire à la mort, il n'est point possible de s'appuyer des lésions cadavériques pour prouver le siége de la maladie. En effet, ou elle ne tarde pas à céder, ou bien elle s'aggrave, excite un autre ordre de phénomènes appartenant soit à l'augmentation de l'irritation première de l'estomac, soit à l'irritation sympathique d'un autre viscère important, et la maladie change de physionomie, de nom, et peut se terminer par la mort. On trouve alors les traces de la complication ; et si l'on n'a point été attentif à la marche de la maladie, on oublie la première nuance ou le premier point d'irritation, et l'on se garde bien de croire que le malade ait succombé à la première affection. Voilà comment, un individu étant pris d'irritation gastrique assez légère (fièvres inflammatoire, bilieuse ou muqueuse), on le stimule, de peur de l'adynamie ; et si l'organe, trop sensible à l'effet du remède, s'ulcère et se gangrène, la maladie qu'on craignait remplace la première, tue le malade, et son médecin, se glorifiant de son pronostic, ne manque pas de se promettre d'être moins timide une autre fois dans l'administration des toniques.

C'est malheureusement ainsi qu'on voit quelquefois se terminer des irritations gastriques peu intenses, qu'un traitement débilitant aurait promptement et facilement enlevées. Cependant cette méprise fâcheuse est moins à redouter dans la forme de fièvre inflammatoire que dans la fièvre bilieuse. En effet, dans le premier cas, les signes de vigueur et d'excitation sont ordinairement trop manifestes pour que le médecin, même peu éclairé, se permette d'y ajouter encore. Il en résulte même que la thérapeutique de cette affection est des plus avancées, et qu'à quelques exceptions près, la tâche du médecin est toute tracée.

Il est cependant nécessaire que celui-ci s'assure bien du siége de l'irritation; car l'estomac n'est point le seul organe qui puisse exciter le groupe de phénomènes désigné sous le nom de *fièvre inflammatoire* Toutes les parties du corps humain jouissent de cette faculté, mais à des degrés qui diffèrent suivant leur organisation, leur sensibilité, leurs fonctions, leurs rapports sympathiques, etc. S'il n'était pas si facile de le concevoir, on pourrait s'en convaincre par l'étude des auteurs de nosographies. Dans les observations qu'ils rapportent comme type de la *fièvre inflammatoire essentielle*, il en est plusieurs qui présentent manifestement des symptômes de phlegmasies, ou au moins d'irritations autres que celles des organes digestifs. Tantôt c'est un individu qui, à la suite d'une marche forcée, est pris de courbature, accompagnée d'une fièvre qui cède à quelques jours de repos; tantôt ce sont de jeunes filles chez lesquelles la première éruption menstruelle provoque le même tumulte dans les contractions du cœur; d'autres fois enfin on trouve la source du mal dans un organe menacé d'inflammation. Je ne citerai pour exemple que l'observation suivante, que je choisis, à cause de sa brièveté, dans la Médecine clinique de M. le professeur *Pinel*. « Une jeune fille « dont les menstrues étaient supprimées depuis six mois, s'expose « au froid : dès-lors, horripilations, chaleur vive, face colorée. Le « lendemain, la difficulté d'avaler *fait craindre l'angine*. (Saignée « du pied pour prévenir cette phlegmasie.) La tête est dégagée, la « déglutition libre, tous les symptômes fébriles diminuent, et la « maladie est terminée le quatrième jour. »

Cette maladie est présentée comme un modèle de fièvre *essentielle inflammatoire* : pour moi il m'est impossible d'y voir autre chose qu'une inflammation de la muqueuse de la gorge enlevée par la saignée, mais déterminant sympathiquement la fréquence des contractions du cœur, et par suite la rougeur et la chaleur de la face. Si je ne trouve dans cette histoire aucun signe d'irritation gastrique, ce qui est vrai, je n'y vois rien non plus qui autorise à la regarder comme une fièvre essentielle. Qu'on la compare à la première observation d'angine gutturale tonsillaire rapportée dans le même ouvrage, et l'on verra que celle-ci ne diffère de l'autre qu'en ce que la fille sujet de la seconde observation n'a vu cesser la pyrexie qu'au huitième jour, ce qu'on peut attribuer à l'administration, au quatrième, d'un émétique qui, de l'aveu du médecin, n'a fait qu'exaspérer les symptômes; et à l'emploi tardif de la saignée pratiquée seulement après les mauvais effets du vomitif. Du reste, mêmes causes, même début, même marche, mêmes moyens de guérison. (Une saignée et une application de sangsues autour du cou.)

Pourquoi donc deux maladies si parfaitement et si manifestement identiques sont-elles regardées, l'une comme appartenant à toute l'organisation, l'autre comme l'affection d'un seul organe? Le phénomène de la fièvre n'est-il pas absolument le même dans ces deux cas, quoique dans le premier le médecin ait fait avorter l'angine, et que dans le second il ait accru son intensité?

Je me confirme encore dans cette opinion, si je lis les autres observations de cette fièvre, et que je compare les causes, les symptômes, et le traitement qui lui sont assignés, avec les causes, les symptômes et le traitement, tant des phlegmasies en général que de la fièvre traumatique; enfin je ne conçois plus de différence entre ces diverses affections, quand je lis (Nosogr. philosoph., page 21, t. 1) « qu'une « douleur excessive produite par une blessure, une fracture, une « luxation, peut produire une semblable fièvre », c'est-à-dire une fièvre *essentielle* inflammatoire.

Il faut en convenir, la plupart des observations de fièvres *essentielles*, à quelque ordre qu'on les rattache, nous offrent les symptômes les plus manifestes, je ne dis pas d'une, mais très-souvent de plusieurs lésions organiques particulières; et s'il en est où ces symptômes soient moins apparens, on doit l'attribuer, ou bien à la négligence des observateurs qui n'en connaissent pas l'importance, ou bien au peu de sensibilité des organes lésés, et à l'idiosyncrasie des sujets.

L'autopsie cadavérique démontre aussi, dans toutes les victimes des fièvres *essentielles*, des lésions si évidentes pour ceux qui savent les reconnaître, et quelquefois si multipliées, qu'on serait peut-être embarrassé de désigner l'organe qui a commencé la scène pathologique, si l'on n'avait suivi la marche et les progrès de la maladie, et si l'on n'avait pour point de comparaison les cas nombreux où l'inflammation domine dans tel ou tel organe. Si à ces puissans moyens de diagnostic on joint la connaissance exacte des fonctions des viscères, on aura vaincu les difficultés ; et l'on s'expliquera facilement, et d'une manière satisfaisante, tous les phénomènes des maladies.

C'est ainsi qu'en ouvrant le cadavre d'un individu mort de la maladie désignée sous le nom de *fièvre adynamique*, on trouvera très-souvent, outre l'inflammation de la membrane muqueuse gastro-intestinale, soit un épanchement dans la plèvre, le péricarde, soit une arachnitis, une hépatite, etc. Mais comme la lésion des voies digestives se montre souvent seule dans des circonstances analogues ; comme les premiers symptômes offerts à l'observation ont été ceux de la gastro-entérite ; comme la physiologie nous apprend que l'estomac communique avec la plus grande facilité ses lésions aux organes circulatoires, au cerveau, aux poumons, au foie, il est clair que c'est la phlegmasie de l'estomac qui a causé la mort, et qu'en l'enlevant ou en la combattant par des moyens convenables, on aurait prévenu cette série de lésions successives.

Quelques médecins nient encore que l'autopsie cadavérique démontre constamment l'existence d'une gastro-entérite dans les cadavres d'individus qui ont succombé, soit à la fièvre adynamique, soit à une autre fièvre *essentielle;* d'autres, à la tête desquels on doit placer M. *Broussais*, soutiennent que cette lésion s'observe toujours dans les cas que je viens de désigner, et prétendent que leurs adversaires méconnaissent les traces de la phlegmasie qu'ils ont sous les yeux.

Pour moi, j'ai toujours trouvé les traces dont il s'agit chez les sujets qui avaient présenté des symptômes d'irritation gastrique d'une certaine intensité, tels que ceux qui caractérisent particulièrement l'état adynamique. Je puis même dire que je les ai trouvés assez intenses pour expliquer suffisamment et tous les accidens de la maladie, et l'événement qui l'avait terminée. Je suis tellement convaincu que ces rapports sont constans, que je ne saurais concevoir que la langue fût rouge ou noire, que les forces musculaires fussent tout à coup abattues, que la tête fût douloureuse, etc., sans l'existence d'une vive inflammation de la membrane interne de l'estomac et de l'intestin grêle. Aussi je n'hésite pas à regarder comme atteints de cette phlegmasie tous les malades qui présentent le groupe de symptômes qu'on nomme si mal à propos *fièvre adynamique*. Mais je conviens que tous les ordres de fièvres *essentielles* n'offrent pas à l'observation un siége aussi évident et aussi invariable, quoique, dans les cas les plus ordinaires, elles soient dues également à la phlegmasie du tube digestif.

Comme le mode de fièvre inflammatoire est quelquefois remplacé par une fièvre plus grave, et que d'ailleurs ces différentes modifications du même phénomène ont assez de points de contact entre elles pour qu'on ne puisse se dispenser de les étudier toutes, si l'on veut compléter l'histoire d'une d'elles, je vais parcourir brièvement chacun des ordres de fièvres *essentielles*, et je chercherai à découvrir l'organe dont la lésion les caractérise particulièrement.

J'ai déjà démontré suffisamment, je crois, que les symptômes de la fièvre inflammatoire peuvent se rattacher à d'autres points d'irritation que ceux qui affectent les organes de la digestion : c'était le but principal que je me proposais, je n'y reviendrai pas. J'ai déjà dit aussi ce que je pense de la fièvre adynamique des auteurs.

Quant aux ordres de fièvres gastrique et muqueuse, leurs noms donnent déjà à pressentir leur véritable nature. « Tout semble indi-
« quer, dit M. *Pinel*, que le siége principal des maladies de cet
« ordre (bilieuses) est dans le conduit alimentaire, surtout l'es-
« tomac et le duodénum, non moins que dans les organes sécréteurs
« de la bile et du suc pancréatique. Cela est manifeste dans les embar-
« ras gastriques, le choléra-morbus, non moins que dans la fièvre
« gastrique continue ou rémittente, si souvent compliquée avec
« l'embarras gastrique, et qui même, lorsqu'elle existe indépen-
« damment de ces affections, est marquée par une sensibilité vive

« dans l'épigastre, l'ardeur de l'abdomen, une soif intense, une « constipation opiniâtre ou la diarrhée. »

Je crois ne pouvoir mieux faire que de rapporter encore, au sujet de la fièvre muqueuse, l'opinion de M. le professeur *Pinel*, qui ne diffère aucunement de celle des médecins physiologistes.

« Les recherches anatomiques ont rectifié les fausses idées des « humoristes sur ce qu'on appelle *fièvres pituiteuses ;* mais est-ce « le produit sécrété par la muqueuse alimentaire qui, par sa pré- « sence seule ou l'altération qu'il contracte, devient un stimulus « contre nature, et donne lieu par là à une foule de symptômes « fébriles? ou bien ne faut-il pas admettre une affection primitive de « la membrane muqueuse qui réagit sur les autres systèmes, et pro- « duit par là la chaîne compliquée des mouvemens fébriles plus ou « moins irréguliers? Quelque induction qu'on tire des faits particu- « liers que je viens de rapporter, quelque manière de raisonner « qu'on adopte sur l'action des mucosités surabondantes ou viciées « contenues dans le conduit alimentaire, on ne *peut guère mécon- « naître une affection primitive dirigée sur l'organe sécrétoire, c'est- « à-dire, une irritation particulière de la membrane muqueuse qui « revêt les premières voies, et qui, par une sorte de correspondance « sympathique avec les autres systèmes de l'économie, produit cet « ordre de fièvres.* »

Il est donc bien évident que ces deux ordres de fièvres, aussi-bien que celui de la fièvre *adynamique*, ne sont jamais que des phlegmasies de l'estomac et des intestins grêles; et je m'étonne, à cette occasion, que quelques justes admirateurs du talent observateur de M. *Pinel* refusent de se rendre avec lui à l'évidence de cette vérité. Mais voyons si nous pourrons assigner le même siége à la fièvre qu'on nomme *ataxique*.

Celle-ci est constamment caractérisée par la présence des symptômes nerveux ou cérébraux. Tantôt le malade est plongé dans la stupeur, tantôt il jouit d'une sensibilité excessive. On le voit passer de la gaîté la plus vive à l'abattement le plus profond : des convulsions et des soubresauts, un état de délire continu ou intermittent, de violentes douleurs de tête, tout indique que l'organe encéphalique est le siége de la maladie. Assez ordinairement l'estomac est simultanément affecté, quoiqu'il soit loin d'offrir les mêmes signes d'irritation que dans les fièvres dites *adynamiques* : je ne prétends pas dire que la gastro-entérite soit incompatible avec l'ataxie, puisqu'il est prouvé qu'on observe souvent cette complication, soit que l'inflammation de l'estomac ait précédé l'irritation encéphalique, soit que celle-ci ait consécutivement troublé les fonctions du système digestif : je dis seulement que la fièvre dite *ataxique* n'est point une simple gastro-entérite ; qu'elle n'entraîne même pas nécessairement avec elle l'idée de cette affection ; mais bien qu'elle a son siége essentiel dans l'encéphale.

Au reste, ceci est parfaitement prouvé par l'autopsie. Presque tous les médecins s'accordent à dire qu'ils ont toujours rencontré dans les victimes de cette maladie des lésions manifestes des méninges, telles que la rougeur de l'arachnoïde, des épanchemens variés dans les cavités, l'épaississement de la pie-mère, etc. Si ces phénomènes ont quelquefois échappé à l'observation, je suis plus disposé à en rejeter la faute sur les observateurs que de croire que les traces d'une irritation vive, quoique de peu de durée, aient pu disparaître entièrement après la mort. Néanmoins je suis loin de nier que ce phénomène ne puisse jamais avoir lieu, puisque des auteurs dignes de foi en rapportent quelques exemples ; mais je crois qu'on est bien rarement à même de l'observer.

Telle est, selon moi, l'idée qu'on doit avoir de ces cinq ordres de fièvres qui ne sont nullement des maladies essentielles, puisqu'elles sont toujours dues à quelque lésion locale : je m'abstiens de parler de la fièvre pestilentielle, parce qu'elle est peu connue parmi nous, et qu'elle forme d'ailleurs une affection tout-à-fait distincte des autres par ses causes, sa durée, ses moyens de communication, etc.

Les autres fièvres, au contraire, ont, comme je l'ai dit, entre elles et avec la *fièvre inflammatoire* des rapports d'autant plus importans à connaître qu'elles se succèdent quelquefois toutes dans le même sujet. Cela se remarque surtout très-distinctement chez les individus affectés de maladies chirurgicales très-graves, comme l'a parfaitement démontré M. le docteur *Nicod*, dans sa Théorie naturelle des fièvres, insérée dans le Journal général de médecine, novembre 1818.

J'ai vu plusieurs blessés pris, au second jour d'une fracture comminutive de la cuisse, par exemple, d'un état fébrile avec apparence inflammatoire. Vers le huitième, la fièvre prenait une forme bilieuse, c'est-à-dire que l'estomac partageait la souffrance du membre enflammé. Bientôt, surtout si la fracture n'était pas convenablement traitée, ou si l'on exaspérait l'irritation gastrique par le vomitif, bientôt, dis-je, la langue se desséchait, se couvrait d'un enduit fuligineux (1), les forces s'évanouissaient, et l'adynamie était complète. Dans quelques occasions, les symptômes de l'ataxie venaient compléter le funeste tableau; et pour peu que le chirurgien eût été étranger aux lois de la physiologie, il aurait pu, pour prouver l'excellence de son art, attribuer la perte du malade à une affection interne, étrangère à la maladie chirurgicale.

Dans une circonstance semblable, ne pourrait-on pas, jusqu'à un certain point, placer le siége de la maladie, c'est-à-dire de la fièvre, dans le membre malade? C'est lui en effet qui, transmettant tour à tour au cœur, à l'estomac, aux muscles, la vive irritation qui le consume, porte le trouble dans les fonctions dont ces organes sont chargés. C'est ce premier foyer d'inflammation qu'il faut attaquer pour prévenir les lésions consécutives, ou pour les combattre avec avan-

---

(1) M. le professeur *Béclard* s'est assuré, par des expériences chimiques, que cet enduit brun noirâtre n'est autre que du sang exhalé par les extrémités capillaires de la langue.

tage. Néanmoins il est très-important de ne pas oublier que les symptômes fâcheux sont dus à la phlegmasie des organes digestifs ; leur affection, pour n'être d'abord que sympathique, n'en est pas moins très-dangereuse ; elle devient même la maladie principale, puisque c'est elle qu'on doit accuser des accidens et de la terminaison funestes.

On ne sera point étonné de la fréquence et de la gravité de cette complication, pour peu qu'on ait étudié les relations de l'estomac avec tous les systèmes de l'économie, et qu'on connaisse la facilité avec laquelle l'irritation de ce viscère se répète dans les autres organes ; et, *vice versâ*, combien l'estomac est sensible aux affections des viscères qui sympathisent avec lui.

D'après les considérations que j'ai énoncées dans le cours de cette dissertation, je crois pouvoir établir les corollaires suivans :

1.° La fièvre inflammatoire essentielle des auteurs est toujours le symptôme d'une irritation locale d'une certaine intensité, aussi-bien que la fièvre traumatique, qui ne diffère de la première qu'en ce que les symptômes de la phlegmasie qui l'accompagne sont plus évidens que dans celle-ci.

2.° La membrane muqueuse gastro-intestinale n'est point le seul organe dont l'inflammation puisse produire cette maladie, quoiqu'il soit facile de reconnaître des gastro-entérites plus ou moins légères dans la plupart des observations de fièvres inflammatoires rapportées par les auteurs.

3.° Les fièvres dites *gastriques, muqueuses, adynamiques*, ne sont jamais que des phlegmasies du tube digestif plus intenses que celles qui forment le mode inflammatoire, et qui ne diffèrent entre elles que par le degré de l'inflammation.

4.° La fièvre dite *ataxique* est toujours caractérisée par l'irritation de l'encéphale, soit que celle-ci se présente primitivement, soit qu'elle survienne à la suite d'une gastro-entérite, ce qui est le plus ordinaire.

5.° Lorsque la fièvre inflammatoire se termine par la mort, on doit attribuer cet événement funeste à l'acuité de la phlegmasie première, ou bien à la répétition de celle-ci dans un organe plus sensible et plus important à la vie.

6.° Enfin il est possible, et on l'observe fréquemment, que la phlegmasie du canal digestif, d'abord peu intense, mais le devenant davantage par degrés, revête successivement les formes inflammatoire, gastrique, muqueuse, adynamique, et même ataxique, pourvu, dans ce dernier cas, que l'irritation se répète dans l'encéphale?

ΙΠΠΟΚΡΑΤΟΥΣ ΑΦΟΡΙΣΜΟΙ.

Α'.

Εις δὲ τὰ ἔσχατα νȣσήματα, αἱ ἔσχαται θεραπεῖαι ἐς ἀκριβείην κράτιςαι. (*Sect.* 1, *aph.* 6.)

Β'.

Οκόταν δὲ ἀκμάζῃ τὸ νȣ́σημα, τότε καὶ τῇ λεπτοτάτῃ διαίτῃ ἀναγκαῖον χρέεσθαι. (*Ibid.*, *aph.* 8.)

Γ'.

Γέροντας εὐφορώτατα νηστείην φέρȣσι· δεύτερον, οἱ καθεστηκότες· ἥκιστα, μειράκια. πάντων δὲ μάλιστα, παιδία· τȣτέων δὲ αὐτέων, ἅπερ ἂν τύχῃ αὐτὰ ἑωυτῶν προθυμότερα ἐόντα. (*Ibid.*, *aph.* 13.)

Δ'.

Λύειν ἀποπληξίην, ἰσχυρὴν μὲν, ἀδύνατον· ἀσθενέα δὲ ȣ̓ ῥηΐδιον. (*Sect.* 2, *aph.* 42.)

Ε'.

Δύο πόνων ἅμα γινομένων, μὴ κατὰ τὸν αὐτὸν τόπον, ὁ σφοδρότερος ἀμαυροῖ τὸν ἕτερον. (*Ibid.*, *aph.* 46.)

www.ingramcontent.com/pod-product-compliance
Lightning Source LLC
LaVergne TN
LVHW052021160826
845678LV00003B/1140

* 9 7 8 2 3 2 9 6 3 6 2 0 7 *